ESSAI

SUR LES

HALLUCINATIONS.

ESSAI

SUR LES

HALLUCINATIONS.

DISCOURS

Prononcé devant l'Administration
de l'Hospice de l'Antiquaille de Lyon, dans sa séance publique
du 3 Mai 1836;

POUR L'OUVERTURE
DES COURS DE CLINIQUE SUR L'ALIÉNATION MENTALE
ET LES MALADIES SYPHILITIQUES,

PAR

ALEXANDRE BOTTEX,

Médecin de l'hospice de l'Antiquaille,
Membre de la Société de médecine de Lyon,
Vice-Président de la Société royale d'Agriculture et Arts
utiles de la même ville; de la Commission centrale de Salubrité du
département du Rhône, membre correspondant de la
Société médicale de Dijon, de la Société d'Émulation du département de l'Ain, de la
Société médico-chirurgicale
de Berlin.

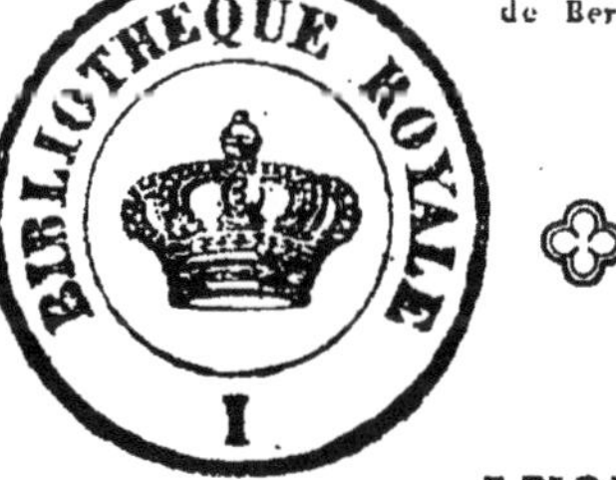

LYON.

IMPRIMERIE TYPOGRAPHIQUE ET LITHOGRAPHIQUE
DE LOUIS PERRIN,
rue d'Amboise, 6, quartier des Célestins.

1836.

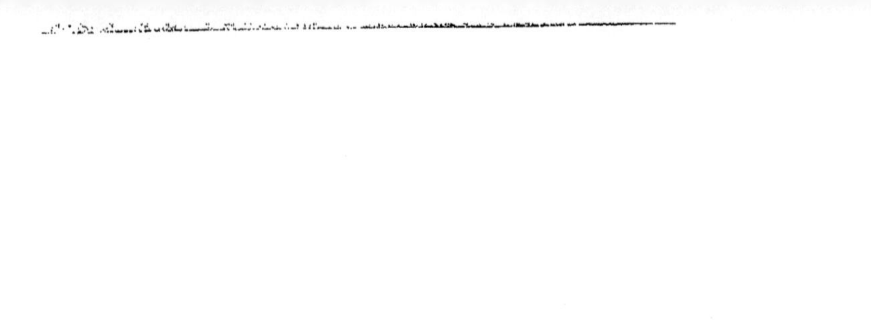

ESSAI

SUR LES

HALLUCINATIONS.

MESSIEURS,

Bien convaincu, qu'il faut, toutes les fois que la chose est possible, remonter à la cause prochaine des maladies, pour arriver à une thérapeutique rationnelle, nous nous sommes efforcé, dans un précédent discours, de déterminer quel était le siége et la nature de la folie; ce travail nous a conduit à cette conclusion : *La folie est une affection du système nerveux, elle a pour siége le cerveau.*

Mais le cerveau n'est pas seulement l'organe matériel des facultés affectives et intellectuelles, il est encore l'aboutissant de toutes les sensations, le point de départ de tous les mouvements volontaires, et le centre des principales sympathies nerveuses.

Dans l'état normal comme dans l'état morbide, l'encéphale n'agit pas isolément, il est le lien qui unit entr'elles les diverses parties du corps; c'est par lui que s'établit l'harmonie si remarquable qui existe entre toutes les fonctions de l'organisme vivant, qui en fait un tout unique, qui en constitue l'identité. Ainsi le cerveau, ce roi de nos organes, exerce sur toute l'économie un empire immense, s'immisce à toutes les fonctions, et l'on peut dire de lui avec raison : *Omnibus dat et ab omnibus accipit.*

Mais ce consensus, déjà signalé par Hippocrate, qui existe entre toutes les parties du corps par l'intermédiaire du système nerveux, et surtout du cerveau, entraîne nécessairement une sorte de solidarité d'actions entre tous les organes; l'un d'eux ne pourra être lésé, et la fonction dont il est l'instrument troublée, sans qu'il en résulte une perturbation plus ou moins générale de l'économie : telle est la cause des maladies appelées sympathiques.

Ainsi le cerveau, par le seul fait de la multiplicité de ses fonctions devra plus souvent qu'aucun autre viscère, être en proie à des affections primitives ou sympathiques.

Il est important de remarquer que les fonctions des nerfs ne constituent jamais des phénomènes isolés, mais des associations de phénomènes; l'action et la réaction dont nous venons de parler, devront s'exercer surtout entre les diverses portions du système nerveux lui-même: entre le cerveau d'une part, et les autres nerfs de la vie animale et le grand sympathique de l'autre.

Ainsi dans l'état pathologique, le cerveau et les nerfs des sensations externes et des fonctions nutritives, devront s'influencer réciproquement.

En conséquence, l'analyse des hallucinations si nombreuses et si variées qui compliquent la plupart des aliénations mentales, doit conduire à une appréciation plus exacte du rôle que joue, dans ce genre d'affection, chaque partie du système nerveux.

Les hallucinations doivent fixer l'attention du médecin, non seulement parce que leur étude contribue à lui donner une connaissance plus approfondie de la nature de la folie, mais encore parce que ces fausses perceptions apportent souvent de notables modifications dans le pronostic et le traitement de cette affligeante maladie. Enfin , elles doivent être prises en grande considération dans certains cas de médecine légale.

L'expérience prouve en effet, que les aliénés qui ont des hallucinations (et c'est le plus grand nombre, puisque suivant M. Esquirol, quatre-vingt-dix sur cent, en sont atteints), sont les plus dangereux, soit pour eux-mêmes , soit pour les personnes qui les entourent; comme ils peuvent être, à chaque instant, portés à des actes irrésistibles par le fait des illusions auxquelles ils sont en proie, ils doivent être l'objet d'une surveillance toute particulière.

Nous avons depuis plusieurs années, dans cet hospice, un mélancolique atteint d'hallucinations, qui a étranglé sa fille pour obéir à des voix qui lui commandaient de lui suspendre la respiration.

Nous emprunterons au journal d'Hufcland, le fait suivant : « Un paysan prussien croit voir et entendre un ange qui lui ordonne au nom de Dieu d'immoler son fils sur un bûcher; aussitôt il donne ordre à ce fils de porter du bois dans un lieu désigné; celui-ci obéit, son père l'étend sur le bûcher et l'immole, c'était son fils unique! »

Nous allons préciser d'abord ce qu'on doit entendre par *hallucination*, les auteurs n'étant pas d'accord sur le sens de cette expression, lui donnent plus ou moins d'extension, et même l'emploient pour désigner des affections diverses.

Ainsi Sauvage dans sa nosologie appelle hallucination le trouble des sensations produit par la lésion des organes des sens; pour lui, la berlue, la bévue, le tintoin sont des hallucinations. Mais dans ces cas, le cerveau n'est point affecté, le malade ne croit pas réelles ces fausses perceptions; ce n'est pas là ce que les médecins qui se sont spécialement occupés de l'aliénation mentale, entendent par hallucination. Ils ne donnent ce nom qu'aux fausses sensations qui tiennent à une lésion particulière du cerveau, qu'il y ait ou non altération des organes des sens.

Ainsi, suivant M. Esquirol, qui le premier a décrit avec soin le genre d'affection qui nous occupe : *Il y a hallucination, lorsqu'un homme en délire, a la conviction intime d'une sensation actuellement perçue , alors que nul objet extérieur propre à l'exciter, n'est à la portée des organes des sens.*

Nous retrancherions de cette excellente définition le mot *délire*, parce qu'il y a de véritables hallucinations sans délire; nous en citerons des exemples remarquables. En effet il est des individus qui ont de fausses perceptions qui tiennent bien à un état particulier du cerveau, puisque chez eux les organes des sens sont dans l'état normal, mais qui ne croient pas à la réalité de ces fausses perceptions; ceux-là ne sont pas aliénés.

L'hallucination, comme la sensation, donne l'idée d'un corps agissant actuellement sur l'un de nos organes, mais elle en diffère en ce que ce corps n'existe pas.

L'hallucination n'est pas un produit de la mémoire; elle peut en dériver, il est vrai, mais il n'y a pas seulement souvenir, il y a sensation actuelle et perception , en l'absence de tout agent extérieur : la mémoire nous rappelle les traits d'une personne absente; dans l'hallucination, on la voit, on l'entend, on la touche.

L'hallucination donnant un corps et de l'actualité au produit de l'imagination, peut être considérée comme étant le rêve d'un homme éveillé.

« Un halluciné, dit M. Scipion Pinel, voit réellement ce qu'il exprime; mais il le voit de dedans en dehors, au lieu que les gens raisonnables voient de dehors en dedans : aussi voit-il seul ce qu'il voit. Dans les songes, nous voyons bien réellement ce qui est devant nos yeux, et en supposant que le songe persistât après le réveil, nous serions de vrais hallucinés. »

Les hallucinés diffèrent des somnambules, en ce qu'ils se rappellent parfaitement tout ce qu'ils ont vu ou entendu ; tandis que les somnambules ont tout oublié : ils ne se doutent pas du tout de ce qui s'est passé pendant leur sommeil.

Les hallucinations, les songes, le somnambulisme, dérivent de la spontanéité d'action du cerveau, de la faculté qu'il a d'entrer en fonction par lui-même, c'est-à-dire, sans y être provoqué par les impressions externes ou internes. On conçoit dès-lors, que s'il est dans un état d'excitation, il sera disposé à agir spontanément, et son action alors devra être irrégulière, la lésion d'un organe entraînant nécessairement le trouble de la fonction dont il est chargé.

Telle est la manière simple, dont à l'aide de la physiologie, on peut se rendre compte du mécanisme des hallucinations ; mais quelle est précisément la partie du cerveau qui en est le siége, c'est ce qui est difficile de déterminer.

Darwin pense qu'elles proviennent de l'inflammation de l'origine du nerf de la sensation. Suivant M. Foville, elles dépendent de la lésion des parties nerveuses intermédiaires aux organes des sens et au centre de perception, ou de l'altération des parties cérébrales auxquelles aboutissent les nerfs des sensations.

Mais on ne pourrait expliquer de cette manière que les hallucinations les plus simples, celles qu'avec Moreau de la Sarthe, on pourrait appeller sensoriales; comment, dans cette hypothèse, se rendre compte de certaines hallucinations très compliquées, dans lesquelles plusieurs facultés de l'intelligence sont en action et qu'on peut appeler intellectuelles pour les distinguer des premières.

Nous pensons, que, sans pouvoir préciser le siége organique de chaque hallucination, on est forcé d'admettre qu'elles sont, comme les rêves, le résultat de l'irritation de plusieurs parties du cerveau, dont l'action est momentanément soustraite à l'empire de la volonté.

« Les livres ascétiques de tous les peuples, dit M. Esquirol, l'histoire de la magie de tous les âges, les fastes de la médecine mentale, fournissent des faits nombreux d'hallucinations, desquels on peut conclure qu'il existe une certaine forme de délire dans lequel les individus croient percevoir, tantôt par un sens, tantôt par un autre, des sensations que nul objet extérieur n'est présent pour exciter. Ainsi un homme entend parler, interroge, répond, tient une conversation suivie, distingue très bien les reproches, les injures, les ordres qu'on lui adresse, et personne ne lui parle, nulle voix n'est à sa portée, tout est autour de lui dans le plus profond silence. Un autre voit le ciel ouvert, contemple Dieu face à face, assiste au sabbat, se réjouit de la vue d'un beau tableau, d'un beau spectacle, de la présence d'un ami; il s'effraie d'un précipice, des flammes prêtes à le consumer, des serpents prêts à le dévorer; ce malheureux est dans l'obscurité la plus profonde, il est privé de la vue.

« Celui-ci veut qu'on écarte des odeurs importunes, ou bien il savoure les odeurs les plus suaves, et cependant il n'est à portée d'aucun corps odorant; avant d'être malade, il était privé de l'odorat. Celui-là croit mâcher de la chair crue, broyer de l'arsenic, dévorer de la terre; le soufre embrâse sa bouche, il avale le nectar et l'ambroisie, etc..... Il est des individus en délire qui sentent des aspérités, des pointes, des armes qni les blessent et les déchirent, tandis qu'ils sont couchés mollement... De sorte que ces malades croient voir, entendre, goûter, sentir, toucher des choses qui n'ont aucune existence réelle; leurs sens ne sont pour rien dans leur délire, ils n'ont rien à démêler avec le monde extérieur, ils sont dans un état d'hallucination. »

Rien ne nous a paru plus propre à donner une idée exacte des diverses illusions auxquelles peuvent être en proie les malheureux aliénés, que ce tableau tracé de main de maître par le professeur Esquirol.

Le cerveau, pour l'exercice de ses fonctions si complexes, est en rapport, par les nerfs des sensations avec le monde extérieur, et avec les viscères de la vie organique par le grand sympathique.

Les hallucinations peuvent se rapporter à chacune des sensations spéciales, à la sensibilité générale, ou à un des organes de la vie de nutrition ou de reproduction, affecter à la fois une ou plusieurs sensations.

Quels que soient, du reste, le nombre et le siége des hallucinations, elles sont gaies ou tristes ; elles inspirent aux aliénés des sentiments de bienveillance, ou bien, au contraire, elles arment leur main d'un poignard homicide,

Ainsi, en parcourant un hospice d'aliénés, on voit des hallucinés qui rient aux éclats, rien ne peut égaler leur béatitude : leur bonheur est d'autant plus grand, que dominés par cette seule idée, ils ne peuvent en prévoir le terme ; mais aussi le malheur de ceux qui sont en proie à des illusions tristes est d'autant plus affreux, qu'il est exclusif et qu'ils ne sauraient en entrevoir la fin.

Certaines maladies des organes des sens entraînent de fausses sensations, par exemple, l'ophthalmie, l'ozène, l'otite ; mais le malade, lorsque le cerveau n'est pas affecté lui-même, apprécie ces sensations ; souvent alors, il lui suffit de fermer les yeux, de se boucher les oreilles ou les narrines pour les faire disparaître.

Mais aussitôt que ces erreurs des sens deviennent des réalités pour celui qui les éprouve, le cerveau est malade, il y a invasion de la folie.

« La diplopie, les suffusions, dit Hauffbauer, ne trompent pas précisément en elles-mêmes, parce qu'il est facile de reconnaître l'erreur, mais elles peuvent développer une disposition à la monomanie avec erreur de sentiment. »

Le docteur Chambeyron, traducteur de la médecine légale d'Hauffbauer a observé le fait suivant qui nous fournira un exemple remarquable du passage d'une simple illusion d'un sens à l'aliénation mentale.

« Vers la fin de 1825, Mad.[e] N. blanchisseuse, tourmentée par de violentes douleurs de rhumatisme, quitta sa profession, et se livra à la couture. Peu exercée à ce genre de travail, elle veillait fort avant dans la nuit pour gagner de quoi subvenir à ses besoins ; elle tomba, néanmoins, dans la misère et fut prise d'une ophthalmie très intense, qui bientôt passa à l'état chronique. Comme elle continuait à coudre, elle voyait à la fois quatre mains, quatre aiguilles, et quatre coutures; il y avait diplopie double, à cause d'une légère divergence dans les axes visuels. Madame N. se rendit d'abord bien compte de ce phénomène, mais au bout de quelques jours, son indigence s'étant accrue, et produisant sur ses facultés une vive impression, elle imagina qu'elle faisait réellement quatre coutures à la fois, et que Dieu, touché de son infortune, faisait un miracle en sa faveur. »

L'observation suivante qui nous a été communiquée par M. le docteur Martin le jeune, administrateur de cet hospice, a quelque analogie avec la précédente :

« Un homme de cinquante-deux ans, d'une constitution pléthorique, après avoir éprouvé une altération dans les fonctions visuelles qui lui représentaient les objets tantôt doubles, tantôt renversés, offrit subitement tous les symptômes d'une congestion cérébrale qui fit craindre une apoplexie. Trois saignées copieuses au bras, et une aplication de sangsues à l'anus remédièrent à la congestion, mais il éprouva ensuite une singulière hallucination accompagnée de strabisme. Ses paupières se contractaient et le globe des yeux se contournait de droite à gauche à des intervalles plus ou moins éloignés ; son imagination lui représentait alors des objets ou des personnes qu'il désignait et qu'il prétendait suivre des yeux, jusque dans la salle à manger et la cuisine, pièces entièrement séparées de la chambre où il était couché. Ce malade, qui était convaincu de la réalité de cette fausse perception, a succombé à une nouvelle attaque d'apoplexie. »

Ces deux observations nous paraissent bien propres à donner une idée juste du passage d'une sensation fausse à une hallucination, à l'aliénation mentale.

Les hallucinations diffèrent donc des illusions des sens, en ce qu'elles sont toujours le résultat d'une affection du cerveau ; cela est si vrai qu'elles portent quelquefois sur une sensation qui n'existe pas chez l'halluciné. Ainsi on rencontre, dans tous les hospices d'aliénés, des sourds qui entendent des voix et des aveugles qui ont des visions.

Il est des hallucinés qui ne sont point fous, qui apprécient leurs fausses perceptions et qui disent eux-mêmes que s'ils les croyaient réelles ils seraient aliénés ; tel était l'état de l'individu qui fait le sujet de l'observation suivante :

Frédéric W., âgé de 25 ans, né dans un village près de Mayence, était employé dans une brasserie à Strasbourg, lorsqu'il quitta cette ville en 1835 pour se rendre à Saint-Étienne ;

il se sépara alors d'une jeune personne avec laquelle il avait eu des relations, mais à laquelle il n'était que faiblement attaché. Depuis deux mois il habitait Saint-Étienne, lorsqu'une nuit il entend marcher autour de son lit et sent quelque chose qui semble passer par-dessus sa couverture; le lendemain à la même heure, même bruit, mais alors il entend distinctement ces mots : « Ha ! je t'ai donc trouvé. » Il reconnaît la voix de la personne laissée à Strasbourg.

Depuis lors cette voix le poursuit partout, elle lui demande de l'argent, lui parle de mariage, et le menace du diable s'il ne se rend à ses instances; enfin elle l'obsède tellement qu'il ne peut plus ni travailler ni dormir; il consulte un médecin de Saint-Étienne qui le saigne et le met à l'usage des boissons délayantes. Ce traitement n'ayant point amélioré son état, il se rend à Lyon et entre à l'hospice de l'Antiquaille le premier octobre 1835.

Le lendemain de son entrée, il nous donne lui-même, avec calme et précision, les détails que nous venons de rapporter, et répond avec justesse à toutes les questions que nous lui adressons.

Il ne voit pas la femme qui lui parle, mais il entend très distinctement sa voix, il ne se passe pas d'heure qu'elle ne lui adresse la parole; lorsqu'on lui dit de l'écouter, il penche la tête à gauche et ne tarde pas à l'entendre: il répète alors mot pour mot ce qu'elle lui dit.

Cet homme jouit de toute sa raison, il sait fort bien que la femme dont il entend la voix n'est pas auprès de lui. Il faut, dit-il en riant, qu'elle ait fait un pacte avec le diable, il ne peut expliquer autrement ce qu'il éprouve, mais il ne s'arrête pas à cette idée qu'il sait être ridicule.

Dix sangsues sont appliquées derrière chaque oreille, et la moutarde aux mollets, il boit du petit lait avec du sirop d'orgeat, prend deux pilules d'Anderson le matin pendant quelques jours et un bain de pieds sinapisé le soir. On cherche à le distraire, on l'occupe continuellement, bientôt la voix lui adresse moins souvent la parole, surtout pendant la journée; après 15 jours de ce traitement, il ne l'entend plus; enfin, au bout d'un mois, W. sort parfaitement guéri.

Le cerveau, dans ce cas, était bien évidemment le siége de l'hallucination, puisque tous les organes des sens étaient dans leur état naturel, et cependant il n'y avait pas folie, puisque cet individu appréciait fort bien ses fausses perceptions. Il est bien probable que s'il n'avait pas eu un jugement droit et une certaine force d'esprit, il aurait été la dupe d'une pareille hallucination, il aurait été atteint d'aliénation mentale.

Le docteur Matthey de Genève, rapporte un fait qui a beaucoup d'analogie avec le précédent : « J'ai donné des soins, dit ce médecin, à une dame de 60 ans environ, douée d'une grande sensibilité nerveuse, et qui de temps en temps est affectée de visions singulières. Tout-à-coup elle voit un voleur entrer dans sa chambre, se cacher sous son lit, aussitôt elle est prise de violentes palpitations de cœur, elle tremble de tous ses membres; cependant elle connaît parfaitement la fausseté de ses perceptions, et sa raison fait un grand effort pour dissiper les craintes qu'elles font naître dans son esprit; persuadée que personne n'a pu s'introduire chez elle, elle résiste à l'impulsion intérieure qui la porte à ouvrir la fenêtre et à crier au secours; après un combat de quelques minutes, la raison l'emporte, le calme succède. »

Nous ne pouvons résister au désir de citer encore un fait d'hallucinations extraordinaires, avec intégrité parfaite de l'intelligence; il est consigné dans l'essai analytique sur les facultés de l'ame par Charles Bonnet.

« Je connais, dit ce philosophe, un homme respectable, plein de santé, de candeur, de jugement et de mémoire, qui en pleine veille, indépendamment de toute impression du dehors, aperçoit de temps en temps devant lui des figures d'hommes, de femmes, d'oiseaux, de bâtiments, de voitures, etc.; il voit ces figures se donner différents mouvements, s'approcher, s'éloigner, fuir, diminuer et augmenter de grandeur, paraître, disparaître et reparaître; il voit des bâtiments s'élever sous ses yeux et lui offrir toutes les parties qui entrent dans leur construction intérieure. Les tapisseries de ces appartements lui paraissent se changer tout-à-coup en tapisseries d'un autre goût et plus riches; d'autres fois, il voit les tapisseries se couvrir de tableaux qui représentent différents paysages. Un jour, au lieu de tapisseries et d'ameublements, ce ne sont que des murs nus. Ces peintures lui paraissent d'une netteté parfaite et l'affectent avec autant de vivacité que si les objets eux-mêmes étaient présents; mais ce ne sont que des peintures, car les hommes et les femmes ne parlent point, et aucun bruit n'affecte son oreille. La personne dont je parle a subi dans un âge très avancé l'opération de la cataracte aux deux yeux; actuellement l'œil gauche est presque sans fonction, l'œil droit lui permet encore de distinguer les objets qui sont à sa portée. Mais ce qu'il est très important de remarquer, c'est que ce vieillard ne prend pas comme les visionnaires, ses visions pour des réalités; il sait juger sainement de toutes ces apparitions et redresse toujours ses premiers jugements; ces visions ne sont pour lui que ce qu'elles sont en effet; sa raison s'en amuse: il ignore d'un moment à l'autre quelle vision s'offrira à lui; son cerveau est un théâtre dont les machines exécutent des scènes qui surprennent d'autant plus les spectateurs qu'il ne les a point prévues. »

On ne peut concevoir les faits que nous venons de rapporter, qu'en leur appliquant la théorie des songes, comme déjà nous l'avons indiqué. Ces hallucinés rêvaient tout éveillés; quelques parties de leur cerveau sur-excitées continuaient d'agir pendant la veille, sans être soumises à l'empire de la volonté, comme cela arrive dans les rêves, tandis que d'autres étaient dans l'état naturel et continuaient d'exercer régulièrement leurs fonctions, puisque ces individus conservaient leur raison, et ne croyaient pas à la réalité de leurs fausses perceptions. Ces faits seuls suffiraient pour nous faire admettre la pluralité des organes encéphaliques, si cette partie de la doctrine de Gall, appuyée d'ailleurs sur tant de preuves irréfragables, n'était pas aujourd'hui presque généralement adoptée.

En effet, les rêves, les hallucinations, le somnambulisme ne peuvent être conçus qu'en admettant l'hypothèse de la pluralité des organes du cerveau.

« Lorsque pendant le sommeil, dit le docteur Gall, des organes particuliers de la vie animale entrent en action, il faut nécessairement que les sentiments et les idées qui dépendent de ces organes se réveillent; mais dans ce cas, cette action a lieu sans l'influence de la volonté. Lorsqu'il n'y a qu'un organe en activité, le rêve est simple : l'un embrasse l'objet de son amour, l'autre entend une musique harmonieuse; l'un se bat contre ses ennemis, selon que tel ou tel autre organe remplit ses fonctions. »

Plus il y a d'organes en activité à la fois, plus l'action que représente le rêve sera conpliquée.

Pendant les songes, toute la force vitale se trouvant concentrée sur certaines parties de l'encéphale, il ne faut pas être étonné qu'on puisse faire des vers admirables , résoudre des problèmes difficiles, dont on n'avait pu trouver la solution pendant la veille, comme cela est arrivé à Condillac, à Franklin, etc.

Ces rêves sont quelquefois si compliqués, ils ont avec les hallucinations une telle ressemblance, que Moreau de la Sarthe a donné le nom d'hallucination au songe suivant dont nous lui empruntons la description. « Un des rêves les plus remarquables, sous ce rapport, est celui auquel on est redevable de la fameuse sonate de Tartini, connue sous le nom de *sonate du Diable*. Ce célèbre compositeur s'étant endormi, après avoir essayé en vain de terminer une sonate, cette préoccupation le suivit dans son sommeil; au moment où il se croyait dans un rêve, livré de nouveau à son travail, et désespéré de composer avec si peu de verve et de succès, il voit tout-à-coup le diable lui apparaître et lui proposer d'achever sa sonate, s'il veut lui abandonner son ame. Entièrement subjugué par cette première hallucination, il continue son rêve, accepte ce marché proposé par le diable, et l'entend alors très distinctement exécuter sur le violon cette sonate tant désirée, avec un charme inexprimable d'exécution; il se réveille alors dans le transport de son plaisir, court à son bureau et note de mémoire le morceau qu'il avait terminé en croyant l'entendre ; espèce d'hallucination dont il n'existe peut-être pas un autre exemple aussi remarquable. »

Ces rêves dépendent d'une irritation cérébrale, et d'une excitation intellectuelle; si la cause irritante persiste, il peut en résulter une véritable folie.

On a vu des hallucinations profondes et graves se développer ainsi pendant certains rêves morbides, persister après le réveil et devenir le point de départ, le premier degré d'une aliénation mentale. Moreau de la Sarthe a donné des soins à une fille qui était devenue folle de cette manière à la suite d'un rêve pendant lequel elle avait cru voir et entendre un messager lui annoncer que sa famille était irrévocablement damnée pour les fautes qu'elle avait commises.

Odier de Genève fut consulté en 1778 pour une dame de Lyon qui, dans la nuit qui précéda l'aliénation mentale, dont elle fut atteinte, avait fait un rêve dans lequel elle avait cru voir sa belle-mère s'approcher d'elle avec un poignard, dans l'intention de la tuer. Cette impression vive et profonde, se prolongeant pendant la veille, acquit une intensité, une fixité mélancolique, et tous les caractères d'une véritable folie.

Ces faits prouvent non seulement qu'il existe entre les songes et les hallucinations la plus grande analogie et que ces dernières ne sont réellement que les rêves d'un homme éveillé, comme nous l'avons avancé plus haut; mais ils démontrent encore que les hallucinations ainsi que la manie sont le produit d'une irritation plus ou moins étendue de l'encéphale. Nous avons été ainsi conduit par l'observation à nous former une idée précise du siége et de la nature des hallucinations.

Nous avons rapporté plus haut des faits desquels il résulte, qu'il est des hallucinés qui ne sont pas dupes de leurs illusions, et qui par conséquent ne sont pas atteints d'aliénation mentale; tous ceux au contraire qui croient à la réalité de leurs fausses perceptions sont fous.

Ainsi Zacchias dans ses questions de médecine légale, en parlant de Théophile, cité par Galien, lequel croyait que des musiciens étaient occupés, sans relâche, dans un coin de son appartement, à faire de la musique, dit avec raison, que Théophile était aliéné, parce qu'il croyait vraies des perceptions fausses.

Par la même raison, l'individu qui fait le sujet de l'observation suivante, qui nous a été communiquée par notre collégue M. le docteur Gauthier, était bien évidemment aliéné.

« En 1831, dit M. Gauthier, je me rendais de Lyon à Saint-Amour; nous étions quatre dans la voiture : un ecclésiastique et moi dans le coupé, un officier et une autre personne dans l'intérieur. Cet officier avait récemment encouru des peines graves; il avait été mis en prison, expulsé de son régiment, il était envoyé à Strasbourg. Il entre fort tranquillement dans la voiture; mais à peine avions-nous fait une demi-lieue, qu'il pousse des cris affreux : il dit qu'on l'insulte, qu'il veut en avoir raison; il appelle le conducteur et fait arrêter la voiture. Il monte avec précipitation sur l'impériale, où il croit entendre la voix d'un nommé Pouzet, avec qui il a eu des démêlés au régiment; il le cherche partout; ne le trouvant pas, il rentre dans la diligence, toujours dans le même état d'agitation; il continue d'entendre la voix de cet individu qui l'injurie, qui lui dit qu'il a été destitué; il s'emporte et veut absolument se battre avec lui. Arrivé à Meximieux à minuit, pendant qu'on change les chevaux, ce malheureux officier descend, tire son épée et s'écrie : Pouzet, sortez de l'endroit où vous êtes caché, venez vous battre, ces messieurs seront nos témoins; si vous ne vous montrez pas, et si je vous assassine, on ne pourra s'en prendre qu'à votre lâcheté. Comme Pouzet ne descendait pas, l'officier monte sur l'impériale, enfonce à plusieurs reprises son épée dans les ballots, dans l'intention de percer son ennemi; mais où se cache-t-il donc, disait-il, je l'entends, ce lâche, il m'insulte et je ne puis le trouver.

Enfin il remonte en voiture, mais son état d'agitation et de fureur, persiste jusqu'à notre arrivée à Bourg, où nous descendons pour déjeûner. L'ecclésiastique qui était avec nous cherche à le calmer, l'engage à oublier les injures et à pardonner à son ennemi. J'y consens, M. l'abbé, dit l'officier, soyez notre médiateur, qu'il se montre, qu'il avoue ses torts, qu'il cesse de m'insulter. Mais ne l'entendez-vous pas, le lâche, il continue de m'injurier, il dit que j'ai été destitué, c'est faux, j'ai seulement été changé de régiment. Pouzet, montrez-vous donc, venez donc vous battre; si vous ne le faites pas, je dirai partout que vous êtes un misérable, on vous crachera à la figure, on vous arrachera vos épaulettes... Nous lui offrîmes à déjeûner, il ne voulut rien accepter; cet état d'agitation persista jusqu'à notre arrivée à Lons-le-Saunier, où il fut conduit à l'hôpital. »

Ce malheureux officier était aliéné puisqu'il croyait réellement voir et entendre son ennemi, et cette hallucination remarquable constituait à elle seule l'accès de manie dont il était atteint.

Nous emprunterons à M. Esquivol une observation de manie compliquée d'hallucinations fort remarquables :

« Le préfet d'une grande ville, âgé de quarante-trois ans, d'un tempérament sanguin, injustement accusé d'avoir favorisé l'insurrection de son département, se coupe la gorge; on le transporte dans une ville voisine. Guéri de sa blessure, il se croit deshonoré, entouré d'espions; il est d'autant plus convaincu, qu'il entend des voix qui l'accusent, qui lui répètent que ses gens l'ont trahi, qui l'exhortent à se tuer puisqu'il ne peut plus vivre que deshonoré. Ces voix se servent tour à tour de toutes les langues de l'Europe qui lui sont familières; il les entend enfin aussi distinctement que si les personnes étaient présentes. Souvent il se met à l'écart pour mieux écouter. Il a plus de peine à comprendre, lorsqu'elles empruntent le langage russe qu'il parle avec plus de difficulté. Ces voix se font entendre quelques minutes après qu'il est éveillé, et l'empêchent de s'endormir le soir : il leur répond souvent; il les questionne; quelquefois elles le mettent en colère; il les provoque. Il est persuadé que par des moyens mécaniques, ses ennemis peuvent pénétrer jusqu'à ses plus intimes pensées, et faire arriver jusqu'à lui les reproches, les menaces, les avis qu'ils veulent lui faire parvenir. Il fait cent lieues; ces voix le suivent en route; il passe l'été dans un château : lorsqu'il a de la compagnie et qu'il est distrait, il n'entend plus les voix, mais s'il quitte la societé pour se mettre à l'écart, il les entend aussitôt. L'automne suivant, les circonstances le ramènent à Paris; ces voix l'y suivent; elles lui répètent de se tuer; mais il veut attendre sa justification; il va chez le ministre de la police, qui le reçoit très bien, et lui donne une lettre propre à le rassurer; c'est en vain, ces voix l'agitent toujours; il m'est confié, et après trois mois, une impression morale et vive, excitée à propos, à rendu à la société un homme aussi recommandable par son savoir que par sa conduite. »

L'hallucination est quelquefois tellement bornée qu'on ne peut taxer de folie celui qui la présente; elle constitue alors ce qu'on a appelé un simple travers d'esprit. Or, ces aberrations de l'esprit ne s'observent pas seulement chez des êtres d'une intelligence bornée et d'un caractère faible, mais quelquefois chez des hommes supérieurs, doués des plus éminentes facultés. On ne sera pas étonné qu'il en soit ainsi, si l'on considère que les hallucinations sont le résultat de l'irritation d'une partie de l'encéphale; on concevra facilement que les personnes qui, par leurs travaux intellectuels, excitent un organe souvent déjà trop prédominant chez elles, devront être singulièrement prédisposées à ce genre d'affection; aussi, a-t-on pu dire avec quelque apparence de raison : *Non est magnum ingenium sine mixtura dementiæ.*

Ainsi Pascal, ce puissant génie, qui se croyait toujours sur le bord d'un précipice, depuis qu'il avait failli être jeté dans la Seine en traversant le pont de Neuilly, avait bien une hallucination, mais qui oserait l'accuser de folie?

On peut en dire autant du peintre Spinello,

qui, après avoir peint le diable sous les traits les plus hideux, dans son tableau de la chute des anges rebelles, eut toujours devant les yeux l'horrible image de Lucifer.

Tel était encore l'état du célèbre Zimmerman, qui, depuis qu'il avait été obligé de fuir son domicile, lors de l'invasion du Hanovre par l'armée française, voyait sans cesse l'ennemi dévastant sa demeure.

Enfin, les entretiens de Socrate avec son génie familier, ne nous feront pas classer parmi les fous celui que les Grecs proclamèrent le plus sage des hommes.

Ainsi, les individus atteints d'hallucinations tout-à-fait bornées, ne sont point réputés aliénés, quoique leurs illusions soient permanentes ; il en est de même de ceux qui ont eu des hallucinations qui ne se sont pas renouvelées.

Les faits suivants suffiront pour donner une idée exacte de ce genre de fausses perceptions passagères qui, par cette raison, ne peuvent être assimilées à la folie.

« Il n'y a pas longtemps, dit M. Andral dans son *Cours de Pathologie interne*, que j'ai vu un homme d'esprit remarquable par le développement de ses facultés intellectuelles, pris tout-à-coup d'une hallucination de la vue: je causais avec lui dans son cabinet, lorsqu'il se lève tout-à-coup et salue quelqu'un qu'il croit voir entrer. Il n'y avait absolument personne.

« Moi-même, ajoute M. Andral, au début de mes études médicales, je fus vivement frappé de voir, dans un coin des salles de dissection de la Pitié, le cadavre d'un enfant à demi rongé par les vers. Le lendemain matin, en me levant et m'approchant de la cheminée pour rallumer mon feu, je vis ce cadavre; il était bien là, je sentais son odeur infecte, et j'avais beau me dire qu'il était impossible qu'il en fût ainsi, cette hallucination dura un quart d'heure.»

M. Leuret dit aussi avoir été dupe d'une hallucination passagère de l'ouïe: « J'avais la grippe, je perdis connaissance à la suite d'une saignée. Au moment où l'on m'administrait les premiers secours, j'entendis très clairement poser un flacon sur une table de marbre qui se trouvait près de mon lit, et aussitôt après, une crépitation semblable à celle qui résulte de l'action d'un acide sur un carbonate; je crus qu'on avait laissé répandre un acide sur le marbre de la table, et j'avertis de leur imprévoyance les personnes qui m'entouraient.

On crut d'abord que je rêvais, puis que j'étais en délire. Alors on essaya de me détromper, et l'on m'assura qu'il n'y avait ni flacon sur la table, ni acide répandu. Je compris alors que j'avais une hallucination. »

Nous sommes naturellement amenés à parler des visionnaires, qui pour la plupart n'étaient pas aliénés; ainsi, on n'a jamais prétendu que Luther fût atteint de folie; cependant ce fougueux réformateur, dont le cerveau était sans cesse excité par les discussions théologiques, fut en proie aux hallucinations les plus singulières, de la vue, de l'ouïe et du toucher; puisqu'il dit avoir eu un entretien avec le diable, étant éveillé et jouissant de tous ses sens; il l'a non seulement entendu, mais vu, touché, et il a couché avec lui. Le diable, suivant Luther, sait poser ses arguments d'une manière pressante; sa voix est grave et forte; il dispute avec beaucoup de vivacité, et en un moment la question est résolue.

Si Luther a connu le diable, Vanhelmont a vu son ame, ainsi qu'il le raconte lui-même de la manière suivante :

« A la suite d'un rève, il me resta un désir très vif de voir mon ame, et ce désir dura pendant vingt-trois bonnes années , c'est-à-dire depuis 1619 jusqu'en 1642, où j'eus une vision pendant laquelle je vis mon ame elle-même ; c'était plus qu'une lumière ayant figure humaine , d'une homogénéité parfaite, composée de substance spirituelle, cristalline et brillante ; elle était contenue dans une enveloppe comme un pois dans sa cosse. »

Si les travaux intellectuels trop longtemps prolongés disposent aux hallucinations en surexcitant le cerveau, l'histoire des diverses sectes religieuses prouve que le jeûne, la macération, la continence absolue, et surtout la contemplation , produisent des résultats analogues et causent les hallucinations, les visions qui caractérisent l'état d'extase.

La quiétude céleste, produite par l'oraison trop longtemps prolongée, n'est qu'un état d'hallucination, comme on peut s'en convaincre, par exemple, en lisant la vie de madame Guyon ; elle dit elle-même qu'arrivée au plus haut de cet état, elle voyait et entendait Dieu et les anges; madame Guyon n'était pas aliénée, ni les personnages éminents qui partageaient ses idées sur le quiétisme. L'histoire des Quakers, des Méthodistes , nous fournirait des exemples nombreux d'extases portées jusqu'à la catalepsie. Les Convulsionnaires de Saint-Médard, les Trembleurs des Cévennes, etc., n'étaient que des hallucinés.

Les faits que nous venons de rapporter prouvent que des hallucinations, des visions peuvent s'observer chez des individus qui sont bien loin d'être aliénés ; ils prouvent encore combien il est difficile, dans certains cas, d'établir une ligne de démarcation bien tranchée entre l'homme sensé et celui qui a perdu la raison.

Aussi dirons-nous avec Georget : « Raison et folie; entre ces deux termes se rencontre la majeure partie de l'espèce humaine occupant les degrés de l'espace qui les sépare. Combien dans la société d'orgueilleux, d'ambitieux, d'amoureux, d'avares, d'originaux de toute espèce, sont des monomaniaques, à qui une légère lueur de raison conserve encore le droit d'être libres et que la moindre cause conduirait aux petites maisons. »

Si quelques hommes d'esprit ont des visions, la plupart des visionnaires sont tout-à-fait fous; aussi en rencontre-t-on dans tous les hospices d'aliénés. Pinel rapporte le fait suivant : « Une femme d'un esprit cultivé, que les événements de la révolution ont jetée dans des chagrins profonds, se promène constamment dans les jardins de l'hospice, s'avance gravement, les yeux fixés vers le ciel, croit voir Jésus-Christ, avec toute la cour céleste, marcher en ordre de procession au haut des airs, et entonner des cantiques accompagnés de sons mélodieux ; elle s'avance elle-même d'un pas grave pour suivre le cortége ; elle se montre pleinement convaincue de sa réalité, comme si l'objet, lui-même frappait ses sens; elle se livre à des emportements violents contre ceux qui veulent lui persuader le contraire. »

D'après ce que nous avons dit du mécanisme des hallucinations, on conçoit que la conviction des visionnaires, des inspirés, des convulsionnaires, des prétendus sorciers, doit être pleine et entière, et qu'il doit être impossible de les dissuader de croire à ce qu'ils ont réellement vu et entendu.

« Un Portugais, dit M. Leuret dans ses fragments sur la folie, très versé dans les sciences, et très en état de rendre compte des opérations de son esprit, était tourmenté par des hallucinations presque continuelles ; un jour que je cherchais à lui démontrer son erreur, il me répondit : Vous dites que je me trompe parce que vous ne comprenez pas comment ces voix que j'entends arrivent jusqu'à moi ; mais je ne comprends pas plus que vous comment cela se fait ; ce que je sais bien, c'est qu'elles y arrivent puisque je les entends ; elles sont pour moi aussi distinctes que votre voix, et si vous voulez que j'admette la réalité de vos paroles, laissez-moi aussi admettre la réalité des voix que j'entends. »

La conviction des possédés était bien entière, puisque plusieurs de ces malheureux se sont jetés eux-mêmes dans le feu, plutôt que de nier qu'ils eussent été au sabbat où ils croyaient réellement avoir assisté.

On lit, dans Pierre de Lancre, qu'un vieux prêtre du pays de Labour, déféré comme sorcier au parlement de Bordeaux, confessa qu'il s'était donné au diable, et qu'il allait au sabbat où il avait vu plusieurs personnes qu'il nomma ; il fut dégradé et mis à mort ; de nos jours on l'aurait envoyé à Charenton.

Les hallucinations de la vue et de l'ouïe qui sont de toutes les plus fréquentes, se montrent plus souvent réunies qu'isolées.

L'immortel auteur de la Jérusalem délivrée

était, pendant ses accès de folie, en proie à des hallucinations de la vue et de l'ouïe, qui peuplaient sa prison de spectres horribles; des bruits sourds, des tintements de cloches et d'horloges l'éveillaient en sursaut et le glaçaient d'épouvante; il rend compte lui-même de ses visions : « Des étincelles bruyantes sortent de mes yeux, des sifflements horribles déchirent mes oreilles; je me suis cru frappé d'épilepsie, et j'aurais craint la perte de la vue, si je n'avais aperçu l'image de la glorieuse vierge Marie, tenant son fils dans ses bras, entourée d'un cercle resplendissant des plus vives couleurs. »

Cette vision fut célébrée par un sonnet, où l'on ne sait ce qu'il faut le plus admirer, de l'élévation des pensées ou du charme des expressions.

Comme Socrate, Le Tasse avait de fréquents entretiens avec son génie. Manso, son contemporain et son ami, voulut le convaincre un jour de l'illusion où il était; Le Tasse lui proposa de lui faire voir et entendre cet esprit auquel il ne voulait pas croire.

« J'acceptai l'offre, dit Manso : le lendemain, étant tous deux assis devant le feu, il tourna ses regardsvers une fenêtre, où il les fixa avec tant d'attention, qu'il cessa de répondre à ce que je lui disais; il est même probable qu'il ne m'entendait plus. Enfin, dit-il, voilà mon esprit familier qui a la politesse de venir m'entretenir; admirez-le et voyez la vérité de tout ce que je vous ai dit. Je tournai tout de suite les yeux du côté qu'il m'indiquait, mais j'eus beau regarder, je ne vis que les rayons du soleil qui pénétraient par les verres de la fenêtre. Pendant que je portais mes regards de tous les côtés, et que je ne découvrais rien d'extraordinaire, je m'aperçus que Le Tasse était occupé à la conversation la plus sérieuse et la plus relevée : car quoique je ne visse et n'entendisse que lui, la suite de son discours était distribuée comme elle doit l'être entre deux personnes qui s'entretiennent; il proposait et répondait alternativement. Les matières dont il parlait étaient si relevées, le style en était si sublime et si extraordinaire, que la surprise m'avait, en quelque façon, mis hors de moi-même; je n'osais ni l'interrompre, ni lui demander où était l'esprit qu'il m'avait indiqué, et avec lequel il conversait. »

« Émerveillé de ce qui se passait sous mes yeux, ajoute Manso, je restai assez longtemps dans le ravissement, sans doute, jusqu'au départ de l'esprit; Le Tasse m'en tira en se tournant de mon côté, et me disant : êtes-vous enfin dégagé de vos doutes? Bien loin de là, lui dis-je, ils ne sont que plus forts; j'ai entendu des choses merveilleuses, mais je n'ai rien vu de ce que vous m'aviez annoncé. »

Nous avons dans cet hospice un infortuné poète, M. C, ancien professeur au Prytanée de Paris, qui, comme Le Tasse, est en proie à des hallucinations qui ne lui laissent aucun repos, et qui conserve, après trente-cinq ans de cet état de folie, une mémoire et une facilité de versification vraiment étonnantes. Entraîné par son goût pour la poésie, il avait, quoique fort jeune encore, chanté dignement les hauts faits de nos guerriers, et la gloire de Napoléon, premier consul. Il eut l'imprudence d'écrire contre l'avènement de Napoléon à l'empire. Ces vers furent rendus publics par l'indiscrétion d'un ami; il fut arrêté, conduit à cent lieues de la capitale, et renfermé à Pierre-Chatel comme prisonnier d'état. Dans cette affreuse solitude, séparé de toutes ses affections, privé de consolation, sans espoir de recouvrer sa liberté, la tête de ce jeune homme qui donnait de si grandes espérances s'égare, et depuis cette époque, cette victime innocente de nos discordes civiles est le jouet des plus déplorables hallucinations: ses perceptions sont fausses, ses jugements erronés, mais sa mémoire et son imagination ont conservé toute leur énergie et ont ainsi survécu à la perte de ses autres facultés. Quoi de plus concluant que ce dernier fait, en faveur de la doctrine de la pluralité des organes encéphaliques?

Nous avons dit que, de toutes les hallucinations, celles de la vue et de l'ouïe étaient les plus fréquentes, nous venons d'en rapporter de nombreux exemples; il nous reste à parler maintenant de celles de l'odorat et du goût, puis de celles beaucoup plus rares, de la sensibilité générale, et nous terminerons par les fausses sensations qui émanent des viscères de la vie organique.

M. le docteur Trolliet nous a communiqué une observation très remarquable d'hallucination de l'odorat.

« M. P., âgé de trente ans, ayant une fortune indépendante, n'avait embrassé aucune profession; habituellement mélancolique, sa tristesse avait été portée quelquefois jusqu'au dégoût de la vie; privé de sommeil, il passait la plus grande partie de ses nuits à lire. Il se présenta à moi, dit M. Trolliet, dans le courant de l'année 1830. Je viens vous consulter, me dit-il, pour une maladie bien affligeante et qui m'oblige à rester isolé ; ma transpiration répand une odeur si désagréable, que tout le monde s'éloigne de moi, ce qui me peine et m'humilie. Je dois vous avouer que j'ai consulté plusieurs médecins qui ont pensé me consoler, en affirmant que j'étais dans l'erreur ; je sens bien que cette odeur existe, puisqu'elle me fatigue continuellement moi-même. Je désire suivre un traitement qui puisse m'en débarrasser.

D'après cette manière de s'exprimer, je vis que j'avais à faire à un hypocondriaque, dominé par une hallucimation, et qu'on fuyait en lui, non pas une odeur désagréable, mais sa tristesse habituelle. Je conçus la possibilité de le guérir, je ne cherchai pas à le dissuader de ses illusions, ce qui aurait été fort inutile. Je pris son bras, et après l'avoir flairé plusieurs fois, je lui dis : vous avez raison ; mais il y a un moyen sûr de vous guérir ; il faut provoquer une sueur assez abondante pour que le principe de cette mauvaise odeur puisse être entièrement expulsé. Le malade m'écoutait attentivement, et paraissait goûter fort mon idée. Alors j'ajoutai : allez à la campagne, travaillez vous-même à votre jardin, de manière à déterminer une transpiration journalière, et continuez jusqu'à ce qu'elle n'exhale plus aucune espèce d'odeur. Mes conseils ayant été suivis, toutes les fonctions se sont peu à peu rétablies; le sommeil a reparu, et la mauvaise odeur s'est dissipée avec l'hypocondrie; depuis le malade a joui d'une santé parfaite. »

Il est des hallucinations qui ne portent que sur l'organe du goût; ainsi nous avons depuis dix ans, dans l'hospice, une aliénée, la nommée N., qui, dans l'intervalle de ses accès de folie est tranquille, laborieuse, et même assez intelligente, mais qui se plaint continuellement de ce que toutes les nuits des personnes qu'elle ne peut ni voir, ni entendre, introduisent dans sa bouche les substances les plus dégoûtantes, de l'urine, des excréments, etc. Aussitôt qu'elle se réveille, elle se met à cracher pendant un temps très long, pour se débarrasser de ce goût affreux qui la poursuit partout.

Dans le fait suivant, il y avait à la fois hallucination de l'odorat et du goût. Le nommé V. de Lyon, dont le père est mort dans cet hospice maniaque et halluciné, est doué d'un tempérament nerveux et sanguin; il est bien constitué, actif, assez intelligent. Il se livra très jeune encore avec fureur à l'onanisme; sa constitution s'affaiblit, il devint d'un caractère bizarre, il s'imagina qu'il ne pouvait plus parler; il ne répondit plus aux questions qui lui étaient adressées, il continua cependant de travailler, il resta plusieurs années dans cet état; étant plus fatigué, et devenu très emporté, il fut amené dans cet hospice, toujours dans un état de mutité volontaire complète.

Il fut saigné; on lui plaça un séton à la nuque; il prit des boissons délayantes, des bains, et on l'occupa continuellement; il devint plus calme et on se proposait de le renvoyer. Il eut alors des rapports avec un autre aliéné qui se croyait victime de la magie, qui pensait que tous ses organes étaient altérés, détruits et recomposés par des magiciens; dès-lors ce malade devint triste, se crut aussi soumis à l'influence de la magie; il se plaignait d'éprouver les sensations les plus désagréables des organes du goût et de l'odorat; pour se débarrasser des saveurs et des odeurs affreuses qui l'obsédaient sans cesse, il crachait et se mouchait avec de grands efforts , pendant des heures entières. Ce malheureux, dès-lors, n'eut plus de repos ; il était toujours inquiet, toujours en mouvement, passait d'une cour dans l'autre pour fuir la magie qui le poursuivait partout.

On le sépara de son compagnon d'infortune; il fut de nouveau soumis à un traitement rationnel, par les saignées, les bains, les boissons délayantes et les révulsifs ; on l'occupa continuellement ; bientôt il ne parla plus de magie, il perçut moins souvent des odeurs et des saveurs désagréables; enfin il comprit que ces sensations pouvaient bien être erronées ; dès-lors il ne fut plus aliéné. Depuis cinq années que cet individu n'est plus fou, ses hallucinations ont diminué insensiblement, mais elles n'ont pas entièrement disparu ; ainsi il lui arrive encore de temps en temps, soit le jour, soit la nuit, de se moucher et de cracher pendant un temps très long pour se débarrasser des odeurs et des saveurs qui le fatiguent; il éprouve quelquefois des douleurs intolérables à la plante des pieds ou dans d'autres parties du corps.

On voit d'après ce fait, que la prédisposition aux hallucinations peut être héréditaire; que les hallucinés, ne pouvant se rendre compte de leurs fausses perceptions les attribuent, suivant la nature de leurs idées antérieures, à Dieu, au diable, à la magie, etc. Enfin, on voit que les hallucinations peuvent persister lors même que l'aliénation mentale s'est depuis longtemps dissipée.

Un aliéné qui, dans l'espace de deux années, a été amené deux fois à l'hospice de l'Antiquaille où il est encore, a été en proie, pendant ses accès de manie, à des hallucinations extraordinaires qui ont porté sur tous les organes des sens. Ce malade, dont l'état s'est beaucoup amélioré depuis quelques mois, répond avec assez de précision aux diverses questions qui lui sont adressées, mais il n'a pas encore recouvré entièrement sa raison, puisqu'il reste convaincu de la réalité de ses fausses perceptions. Il se rappelle parfaitement bien toutes ses hallucinations; il en donne lui-même la description d'une manière exacte et détaillée; mais il ne peut pas croire qu'elles aient été le résultat d'une maladie : il les attribue à un maléfice, à la physique, au diable et aux francs-maçons.

Cet homme qui est de Beaufort, département du Jura, est âgé de trente-deux ans; il est fortement constitué d'un tempérament sanguin-nerveux; il a reçu une certaine éducation, il a été élevé dans des principes religieux. Étant instituteur, pendant quelque temps sa conduite fut irréprochable; mais ayant lu de mauvais livres et fréquenté des sociétés dangereuses pour son imagination ardente, il se livra à la débauche, et fut obligé de renoncer à sa profession : il embrassa alors celle de teinturier. Ayant contracté une maladie syphilitique, il lut quelques ouvrages de médecine, se traita lui-même, prit une grande quantité de muriate d'or qui lui fut fournie par divers pharmaciens, d'après ses propres prescriptions qu'il signait d'un nom supposé. Il habitait Villefranche, lorsqu'à la suite d'une rixe, il terrassa son adversaire et le frappa violemment; celui-ci lui dit en se retirant qu'il se vengerait, et qu'il saurait bien le faire repentir de la manière dont il l'avait traité. Deux mois après, ayant éprouvé quelques chagrins domestiques, il fut atteint d'une manie violente qui se compliqua des hallucinations les plus singulières, dont il nous a fait lui-même la description.

Il était dans un état continuel d'agitation; il ne pouvait rester un instant à la même place; il entendait des bruits, des bourdonnements, des tintements semblables à ceux des cloches; il était poursuivi par des odeurs méphitiques et sulfureuses; des substances âcres et corrosives, des espèces d'insectes pénétraient malgré lui dans sa bouche. Il tombait quelquefois dans une sorte de sommeil léthargique, puis il se réveillait en sursaut, éprouvant des douleurs de tête horribles; il lui semblait qu'on lui enfonçât des crosses dans le crâne (ce sont ses expressions).

Il redoutait singulièrement ce sommeil, pendant lequel il craignait qu'il lui fût impossible de se défendre contre ses ennemis qui cherchaient à le faire périr; aussi employait-il tous les moyens imaginables pour se tenir éveillé. Une voix lui ayant conseillé de marcher continuellement, il parcourut souvent, la nuit, le trajet de Lyon à Villefranche sans s'arrêter. Dans une de ses excursions nocturnes, cette voix lui dit qu'il serait poursuivi par la gendarmerie; pour lui échapper, il s'écarta momentanément de la grand'route, plus loin que Limonest. Il aperçut alors distinctement plusieurs personnes qui tenaient un flambeau d'une main et un poignard de l'autre; elles le menaçaient, l'appelaient par son nom ; mais elles ne purent l'atteindre, parce qu'il était défendu par un esprit qui sans doute était Dieu lui-même. Il triompha ainsi des maléfices et de la puissance du diable déchaînés contre lui.

Il allait souvent aussi la nuit à Vaugneray, où il avait été instituteur; étant couché chez un de ses amis, il vit sur sa poitrine, au moment où il était sur le point de s'endormir, un petit marteau blanc comme l'ivoire, et absolument semblable à ceux dont se servent les francs-maçons. Il fut extrêmement effrayé, et crut que cette vision annonçait que les francs-maçons voulaient le faire poignarder, dans la persuasion qu'il avait révélé leurs secrets, ce qui n'était pas possible, puisqu'on ne lui avait révélé aucune lumière lors de sa réception, ses ennemis l'ayant fait passer pour fou. Il se leva brusquement, se mit à la fenêtre, et vit les alentours de la maison garnis de flambeaux; on lui tira plusieurs coups de fusil, il entendit siffler les balles, il sentit l'odeur de la poudre, mais il ne fut pas atteint; une voix fit alors entendre ces mots : On ne lui peut rien, une puissance a conjuré le charme, et tout disparut.

Une autre fois il vit Dieu, Jésus-Christ et les

anges, puis il entendit une voix qui lui dit d'avoir confiance, de tracer une croix blanche sur une pierre, et qu'il serait délivré de tous les maux qui l'affligeaient; que le diable qui était aux ordres de ceux qui l'avaient maléficié, n'aurait plus alors aucune puissance sur lui. Depuis lors le diable l'a laissé tranquille, c'est-à-dire que ses hallucinations se sont dissipées à mesure que la manie a diminué; mais il n'a pas recouvré l'exercice complet de sa raison, il est toujours bien convaincu que tout ce qu'il a éprouvé est le résultat du *sort* qui lui a été jeté par l'individu avec lequel il avait eu une altercation à Villefranche, et par les francs-maçons, qui, selon lui, employaient divers moyens physiques.

Il nous semble facile de concevoir que ce malheureux jeune homme qui avait été élevé dans des principes religieux, dont l'imagination vive avait été mal dirigée, qui avait beaucoup lu, mais sans discernement, ait pu attribuer à un maléfice, au diable et aux francs-maçons, toutes les hallucinations qui ont compliqué sa manie. Malgré les illusions singulières dont il était le jouet, il a toujours conservé en grande partie ses facultés intellectuelles; il continuait même de s'occuper de sa profession de teinturier. N'ayant pas les connaissances nécessaires pour pouvoir rattacher ses hallucinations à leur véritable cause, c'est-à-dire, à une affection du cerveau; il les a rapportées à une cause surnaturelle, à un maléfice, au diable, etc.

Un autre malade que nous avons observé à l'hospice, en même temps que le précédent, et qui présentait aussi des hallucinations fort bizarres, les attribuait à l'ame d'un individu qu'il avait rencontrée dans ses voyages.

Le nommé G..., âgé de soixante-trois ans, né à Lyon de parents pauvres, apprit néanmoins à lire et à écrire, puis travailla quelque temps comme ouvrier en soie. Habituellement mélancolique, d'un caractère bizarre, cette profession ne lui plaisait pas; il quitta sa famille et se rendit à Marseille. Il annonça en partant qu'il ne donnerait pas de ses nouvelles, qu'on ne le reverrait jamais, qu'on pouvait le considérer comme mort. Il a tenu parole, autant qu'il dépendait de lui, puisqu'il n'a revu sa ville natale qu'après plus de 40 années d'absence, où il a été ramené par la gendarmerie, sa maladie l'ayant privé de tout moyen d'existence. Pendant ce long espace de temps, cet homme a été successivement garçon cafetier, colporteur, marin, prisonnier en Angleterre, et enfin petit marchand de mercerie depuis son retour en France ; au milieu de cette vie aventureuse il a presque toujours été malheureux.

Depuis quinze mois il est continuellement tourmenté par un *esprit immonde* qui est l'ame d'un nommé Moytiers, qu'il a connu dans le département du Pas-de-Calais. Cette ame venait quelquefois habiter son corps, et en sortait après un séjour assez court. Étant restée plus longtemps une fois qu'à l'ordinaire, elle trouva mort et enterré le corps qu'elle avait animé jusque là ; elle revint dans le sien où elle a fait dès-lors élection de domicile ; elle parcourt son corps tout entier, mais elle occupe de préférence la poitrine, le cou ou la tête. Elle le tourmente et l'agite sans cesse ; elle lui parle, l'appelle par son nom, s'immisce à ses idées, ce qui s'oppose même à ce qu'il puisse prier pour sa délivrance ; elle lui commande de se soumettre à sa puissance, de l'adorer, etc. Comme il n'a jamais voulu se rendre aux désirs de cet esprit immonde, il est sans cesse menacé, persécuté ; il éprouve des vertiges, des suffocations, souvent il lui est impossible de manger, lors même qu'il a grand appétit; son sommeil est continuellement troublé par des rêves affreux. Alors il pousse des cris terribles, ou bien il se frappe la poitrine à coups redoublés, pour obliger l'esprit à se porter sur des organes moins essentiels à la vie; il éprouve alors quelque soulagement, mais jamais il ne peut le chasser complètement. Pour obtenir un pareil résultat, il pense qu'il faudrait trouver un de ces êtres privilégiés auxquels il a été accordé le don de chasser les démons ou les ames qui tourmentent ainsi certaines personnes par suite d'une prédestination particulière; ainsi, il n'est point étonné de tout ce qu'il éprouve; il en avait toujours eu le pressentiment, parce qu'il sait qu'il a été maudit dans le sein de sa mère.

A part ses idées singulières et ses hallucinations, cet homme jouit de toutes ses facultés mentales; il ne déraisonne point, quel que soit le sujet de la conversation. Ses maux sont affreux, mais il les décrit avec calme et résignation.

Il a été atteint de douleurs rhumatismales; lorsqu'on lui dit qu'un rhumatisme peut causer les douleurs qu'il éprouve dans diverses parties du corps, il demande si l'on a vu quelquefois des douleurs parler, tenir des discours, etc.

Ainsi, comme cela arrive à tous les hallucinés, sa conviction est tellement profonde, que chercher à combattre ses idées serait absolument inutile.

Nous allons passer aux hallucinations relatives à la sensibilité générale.

Nous devons à l'obligeance de M. Martin d'avoir pu observer récemment une hallucination fort singulière, survenue à la suite d'une attaque d'apoplexie.

« Mademoiselle G., âgée de soixante-et-seize ans, était affectée d'un catarrhe chronique avec expectoration puriforme abondante, compliqué quelquefois d'un éritisme cutané avec prurigo insupportable. L'expectoration s'étant brusquement supprimée, elle fut prise tout-à-coup d'un raptus cérébral, suivi d'une paralysie au bras gauche avec perte de la sensibilité. Bientôt il survint dans les muscles du bras, des contractions spasmodiques très douloureuses. Elle présentait les symptômes qui accompagnent ordinairement les attaques d'apoplexie; il y avait de l'agitation, la langue était embarrassée, elle commencait des phrases qu'elle ne pouvait achever; tout-à-coup elle se plaignit de douleurs violentes qu'elle attribua à une bête qui était à la place de son bras gauche, et elle demandait avec instance qu'on la débarrassât de cette bête qui la faisait souffrir ; lorsqu'on lui représentait qu'elle était dans l'erreur, elle répondait qu'elle sentait bien qu'elle n'avait plus son bras, que c'était une bête qui était à la place et qu'il fallait absolument l'ôter. Pendant un mouvement spasmodique, la main paralysée s'étant portée spontanément du côté de la tête et ayant touché sa figure, elle s'écria : voyez donc cette vilaine bête qui veut me moucher.

« Par l'emploi des sangsues à l'anus, des révulsifs sur les membres inférieurs, des laxatifs légers et des antispasmodiques, les accidents, suite de l'attaque d'apoplexie, se sont peu à peu dissipés, le bras a recouvré ses mouvements et sa sensibilité, mais l'idée qu'il était remplacé par une bête a persisté jusqu'au dix-neuvième jour. »

Il est évident que cette hallucination était le résultat d'une lésion de l'encéphale, puisque tous les phénomènes de la maladie de cette dame étaient la conséquence d'une apoplexie ; ainsi ce fait bizarre nous donnera une idée exacte de l'influence que peut exercer sur l'encéphale la lésion d'une partie du corps, par sa réaction sur le cerveau. La perte de la sensibilité du bras et les douleurs qui s'y faisaient ressentir ont bien certainement déterminé l'erreur de perception survenue chez un cerveau malade, et fait croire à cette dame que son bras n'existait plus, parce qu'il était insensible, et qu'à la place il y avait une bête, parce qu'elle y éprouvait des douleurs insolites.

D'après cela, on peut concevoir aisément qu'une perte plus étendue de la sensibilité pourra déterminer des hallucinations plus extraordinaires encore : Ainsi M. Esquirol cite l'observation d'une femme qui croyait que son corps avait été emporté par le diable; la cause de cette hallucination était évidemment une absence complète de la sensibilité de la peau; on pouvait en effet la pincer, la piquer, la traverser avec des épingles sans déterminer la moindre douleur.

M. Foville rapporte un fait qui a avec le précédent l'analogie la plus frappante : «Un militaire se croit mort depuis la bataille d'Austerlitz, à laquelle il a assisté et reçu une blessure grave. Son délire est fondé sur ce qu'il ne reconnaît plus, ne sent plus son corps; lorsqu'on lui demande des nouvelles de sa santé, il a coutume de répondre : Vous demandez comment va le père Lambert, mais le père Lambert n'y est plus, il a été emporté d'un boulet de canon à la bataille d'Austerlitz ; ce que vous voyez là n'est pas lui, c'est une machine qu'ils ont faite à sa ressemblance et qui est bien mal faite ; faites-en donc une autre. Jamais en parlant de lui-même, il ne dit moi, mais *cela* ; cet homme est tombé plusieurs fois dans un état complet d'immobilité et d'insensibilité qui durait plusieurs jours. Les sinapismes, les vésicatoires appliqués contre ces accidents, n'ont jamais déterminé le moindre signe de douleur ; souvent il a refusé de manger, disant que *ça* n'en avait pas besoin, que d'ailleurs *ça* n'avait pas de ventre. J'ai souvent exploré la sensibilité de la peau chez cet homme, dit M. Foville, je lui ai pincé les bras, les jambes, sans qu'il manifestât la moindre émotion ; pour être plus certain qu'il ne la dissimulait pas, je l'ai fait piquer vivement par derrière, tandis que je lui parlais, il ne s'en est pas aperçu. »

« Cet homme n'offre-t-il pas, dit encore M. Foville, un exemple bien remarquable du délire le plus étrange, influencé manifestement par l'absence de la sensibilité de la peau, et par une modification de la sensibilité viscérale? »

L'état de la sensibilité générale varie singulièrement chez les aliénés ; les uns se plaignent continuellement de douleurs dans diverses parties du corps, et l'on ne peut les toucher sans causer une sensation pénible; d'autres, au contraire, se perçent, se déchirent la peau sans manifester la moindre impression douloureuse.

M. Esquirol a vu une idiote qui, ayant un bouton à la joue, se mit à le gratter et continua jusqu'à ce qu'elle eût troué la joue, et ce trou fait, elle l'agrandissait et le tiraillait continuellement avec le doigt.

Nous avons vu plusieurs fois des maniaques se mordre les doigts et les déchirer jusqu'à l'os, sans témoigner la moindre douleur.

La perversion de la sensibilité peut varier à l'infini et donner lieu aux hallucinations les plus singulières. Ainsi il est des maniaques qui n'apprécient plus le volume, la forme, la pesanteur des corps: quelques-uns croient se voir grandir ou se rapetisser alternativement; d'autres se sentent d'une légèreté telle qu'il leur paraît qu'ils vont s'envoler, s'élever comme malgré eux, etc.

« On voit des maniaques, dit Cabanis, qui

croient fermement que leur nez ou leurs lèvres ont pris un volume immense: que l'air de leur chambre est imprégné de musc, d'ambre, ou d'autres parfums dont l'odeur les poursuit; que leurs pieds ne touchent pas la terre; qu'il n'existe aucun rapport entr'eux et les objets extérieurs. »

Nous donnons, dans ce moment, des soins à Mr. E. B., âgé de dix-neuf ans, doué d'un physique agréable, d'une forte constitution, ayant reçu une excellente éducation. Ce jeune homme est depuis deux ans en proie à des crises de nerfs épileptiformes, compliquées des hallucinations les plus bizarres. Quelquefois il éprouve des picotements sur toute la périphérie du corps; sa peau lui paraît douloureuse, sèche et communique au toucher une sensation semblable à celle produite par la peau de chagrin. Dans quelques cas il se sent brûlant, il voudrait se jeter dans l'eau froide pour se soulager, ou bien il est généralement glacé et ne peut que difficilement se réchauffer. Il éprouve, de temps à autre, un sentiment de pesanteur tel, qu'il lui semble qu'il ne peut se soutenir, et qu'il est comme affaissé sous son propre poids; alors il peut à peine se lever et faire quelques pas, il est incapable de tout exercice, de tout travail; ou bien au contraire, il se sent d'une légèreté extrême; il croit qu'il va s'éloigner du sol, s'envoler; il fait alors, sans se fatiguer, les courses les plus longues. Enfin, dans quelques circonstances, son corps et ses membres lui paraissent avoir un volume énorme; il lui semble alors impossible qu'il puisse passer au travers des portes. Il lui arrive souvent d'éprouver des douleurs violentes dans la région de l'estomac; il a de fréquentes hallucinations du goût et de l'odorat. Ce jeune homme qui a conservé la plupart de ses facultés, apprécie très bien ses fausses perceptions; il expose lui-même, avec la plus grande précision, tout ce qu'il éprouve. Mais ce qu'il y a de déplorable, c'est que l'état de cet intéressant malade ne peut que s'aggraver, il n'y a pour lui aucun espoir de guérison, il est épileptique !

Nous devons maintenant nous occuper des hallucinations relatives aux sensations internes ou viscérales.

Non seulement les sensations internes, sur lesquelles Cabanis a, le premier, fixé l'attention des médecins, jouent un rôle important sur nos déterminations instinctives, dans l'état de santé ; mais il est démontré que dans l'état morbide, les viscères de la vie de nutrition ou de reproduction réagissent singulièrement sur le cerveau, comme on le voit dans l'hypocondrie, l'hystérie et les diverses monomanies, qu'elles soient ou non compliquées d'hallucinations.

Nous n'admettons pas avec Cabanis : *que les organes de la digestion et de la génération sont quelquefois le véritable siége de la folie*, puisque nous croyons que les lésions de l'encéphale, seules, peuvent déterminer le délire et les hallucinations; mais nous pensons avec lui, que les affections des viscères de la vie organique, peuvent apporter de notables modifications dans les symptômes de l'aliénation mentale, par leur réaction sur le cerveau.

Aux hallucinations viscérales doivent se rattacher toutes les illusions des hypocondriaques, des hystériques et des monomaniaques ; il en est qui s'imaginent avoir le cœur ou les intestins rongés par un animal ou altérés par la magie ; d'autres croient avoir un ou plusieurs diables dans le corps.

M. Esquirol rapporte plusieurs exemples de ce genre d'hallucinations, qui tenaient évidemment à des lésions des organes du bas-ventre. Ainsi une de ses malades qui avait un squirrhe de l'utérus, croyait passer ses nuits avec le diable.

Nous donnons des soins à une dame d'un esprit faible, qui est aujourd'hui dans un état complet de *démonomanie*; elle répète sans cesse qu'elle a sept diables dans le ventre, et cinq dans la tête. Cette malheureuse est atteinte d'une métrite chronique avec céphalalgie habituelle. Il est évident que la douleur produite par l'irritation de l'utérus, réagissant sur le cerveau de cette femme superstitieuse et d'un esprit borné, fait qu'elle attribue au diable les sensations pénibles qu'elle éprouve.

« Chez une autre malade observée par M. Esquirol, il y avait une tension marquée des muscles droits de l'abdomen, qui lui-même, était très douloureux au toucher.

« Le diable, disait cette femme, avait placé une corde depuis le sternum jusqu'au pubis, pour l'empêcher de se tenir debout; le démon était dans son corps, il la brûlait : la pinçait, lui mordait le cœur, déchirait ses entrailles; elle se croyait entourée de flammes, au milieu des feux de l'enfer; ses maux étaient inouis, affreux, éternels, etc. »

« A l'autopsie, on trouva de la sérosité dans le péricarde, qui dans un endroit adhérait à la pointe du cœur; l'épiplon était atrophié et parsemé de points noirs ainsi que tout le péritoine; tous les viscères de l'abdomen adhéraient fortement entr'eux, et ne formaient qu'une masse d'un aspect brunâtre, etc.

« Cette femme croyait avoir le diable dans le ventre; elle pensait qu'il lui rongeait le cœur, parce qu'elle lui attribuait les douleurs que lui faisaient éprouver la péritonite et la péricardite dont elle était atteinte et auxquelles elle a succombé. »

On sait que Gall attribue la nymphomanie à une irritation du cervelet; il pense que dans les cas où il y a lésion des parties génitales, elles ne sont malades que secondairement, et il rapporte un grand nombre de faits à l'appui de son opinion.

Nous croyons que Gall et Georget ont exagéré en ne faisant jouer aucun rôle aux affections des parties génitales dans l'hystérie, la nymphomanie, le satyriosis, etc. Nous pensons qu'il peut y avoir, dans ces cas, réaction sur le cerveau ou le cervelet, comme nous l'avons déjà indiqué plus haut.

Ordinairement alors les hallucinations sont accompagnées de gestes indécents, de propos obscènes; si les organes génitaux sont intacts, on observe assez souvent une sorte d'extase, d'amour platonique, cet état caractérise l'érotomanie dans laquelle, dit M. Esquirol, l'amour est dans la tête.

Le fait suivant, recueilli par cet excellent observateur, en donne une idée fort exacte:

« Une demoiselle âgée de trente-deux ans, accablée de la perte d'une fortune très considérable, par conséquent devenue triste, assiste à une leçon d'un professeur célèbre de la capitale. Dès ce moment elle ne cesse de parler de ce professeur; bientôt elle se croit enceinte de lui; les menstrues se suppriment, ce qui la confirme dans son idée de grossesse. Les coliques que la suppression cause, sont de nouvelles preuves de la présence de l'enfant. Elle maigrit beaucoup, elle a mille illusions de l'ouïe; elle entend ce professeur qui lui parle, qui lui donne des conseils; souvent elle refuse toute nourriture, et ce n'est qu'en lui répétant que c'est par son ordre, qu'elle se décide à prendre des aliments. Pendant dix-huit mois, elle est occupée à faire des layettes pour l'enfant; souvent elle marche nu-pieds sur le pavé, afin de provoquer les douleurs de l'enfantement. Fréquemment elle s'agite ; elle appelle à hauts cris le père de l'enfant qu'elle porte dans son sein ; elle a de longs intervalles de raison, mais le plus souvent elle déraisonne sur toutes sortes d'objets ; quelquefois elle devient furieuse, parce qu'on l'empêche de voir ou d'aller trouver son amant qui l'appelle. Il est remarquable que cette demoiselle n'a jamais parlé à ce professeur, qu'elle ne l'a vu qu'une fois, et qu'elle a toujours eu la conduite la plus régulière. »

Dans certaines démonomanies sans lésion des organes génitaux, le malade peut avoir des hallucinations ; mais dans ses illusions, il n'y a rien de libidineux, rien d'érotique. Ainsi le nommé D..........., dont nous avons ailleurs rapporté l'observation, était atteint d'une monomanie religieuse, compliquée d'hallucinations. Plusieurs fois il avait vu le diable, soit sous la forme d'un chat noir, soit sous celle d'une femme blanche, etc. ; il l'avait entendu parler, mais il n'y avait rien d'obscène dans ses discours.

Nous pouvons en dire autant du nommé B..... qui, depuis plus de quatorze ans est tourmenté par le diable qui lui parle sans cesse, qui l'injurie, le frappe quelquefois, sans qu'il se soit éloigné de lui un seul instant; il sent, il voit, il entend le diable, mais il ne se passe rien de libidineux dans ses relations prétendues avec le génie du mal.

Au contraire le nommé R.... qui est atteint d'une monomanie érotique intermittente avec hallucinations, présente pendant les accès, un état particulier d'irritation des organes de la génération, puisqu'il se livre alors avec fureur à l'onanisme. Or, ce malade qui voit, entend, touche la sainte Vierge, tient les propos les plus licencieux, et tout ce qu'il rapporte de ses relations avec la sainte Vierge est empreint de la plus dégoûtante lubricité.

Enfin M. Esquirol cite l'observation d'une démonomaniaque qui prétendait être la femme du diable depuis un million d'années; elle avait eu quinze enfants, elle croyait que le diable en était le père, et qu'il couchait avec elle toutes les nuits; cette femme était en proie à une affection organique de l'utérus.

On voit que les hallucinations relatives aux sensations viscérales sont assez fréquemment compliquées de la lésion des organes auxquels on peut les rapporter, ce qui est fort rare dans les illusions des sensations spéciales ; cette remarque avait déjà été faite par M. Foville.

Dans quelques affections chroniques du bas-ventre, surtout chez les sujets éminemment nerveux, toute la sensibilité semble s'être concentrée sur certains nerfs des ganglyons, vers le plexus solaire; c'est là que toutes les sensations paraissent aboutir; c'est de là que tout semble partir et s'irradier. Aussi est-ce là que Vanhelmont avait placé le siége de son archée; Buffon, Lacaze, Bordeu, Fabre, en faisaient le centre de la sensibilité générale. Là, en effet, semble aboutir le contre-coup de toutes les affections morales vives, de toutes les passions.

« Je ne puis expliquer, disait une malade au célèbre Pinel, une partie des phénomènes mélancoliques que j'ai éprouvés, que de la manière suivante : c'est commc si dans mon ventre était placé un ressort auquel tinssent tous les filaments, toutes les fibres de ma poitrine, de mon dos, de mes reins, de mes jambes, et qu'une certaine secousse fît tout mouvoir à la fois........ Le principe de tous mes maux est dans mon ventre; il est tellement sensible que, peine, douleur, plaisir, en un mot toute espèce d'affection morale, ont là leur principe; un simple regard désobligeant me blesse dans cette partie si sensiblement, qu'elle en est ébranlée ; je pense par le ventre, si je puis m'exprimer ainsi. »

Nous ne parlerons pas ici des prétendues transpositions des sens, qu'on observe quelquefois, suivant quelques médecins, dans la catalepsie et le somnambulisme ; transpositions à l'aide desquelles on explique comment la cataleptique de M. Petetin pouvait voir et entendre par le creux de l'estomac, comment la somnambule observée à la Salpétrière par MM. Rostan et Ferrus, pouvait lire par la nuque, etc. Nous savons trop combien il faut se tenir en garde contre les jongleries et les ruses des somnambules et des prétendus cataleptiques, dont des médecins fort estimables et fort instruits ont souvent été dupes de très bonne foi.

Sans doute l'état des nerfs, des ganglyons peut jouer un grand rôle dans la production des hallucinations et même de la folie, surtout à son début ; mais le délire dépend toujours d'une lésion soit sympathique, soit primitive du cerveau, parce que c'est lui qui est l'organe matériel de la pensée. Ces idées sur les fonctions de l'encéphale et sur le siége des hallucinations et de l'aliénation mentale ne sont plus contestées depuis les travaux de Gall et de quelques physiologistes modernes.

Il n'en reste pas moins démontré que le médecin doit examiner avec la plus scrupuleuse attention le rôle que joue chaque partie du système nerveux dans la production des diverses hallucinations. De quelle importance ne doit-il pas être, en effet, pour la guérison de certaines aliénations mentales, de faire disparaître d'abord l'affection locale qui les avait occasionées ou entretenues? *Sublata causa, tollitur effectus.*

Nous nous sommes occupé successivement des hallucinations, des sensations spéciales, de celles de la sensibilité générale, puis de celles qui sont relatives aux fonctions de la vie organique; nous avons vu qu'elles pouvaient ne porter que sur une sensation ou s'étendre à plusieurs; qu'elles se rencontraient quelquefois chez des individus qui n'étaient pas aliénés, mais que le plus souvent elles compliquaient la folie, et que dans quelques cas elles semblaient la constituer à elles seules; nous avons dit encore qu'en général elles aggravaient le pronostic, et que les fous hallucinés exigeaient une surveillance plus grande, et qu'enfin l'appréciation exacte de ces illusions devait rendre plus rationnelle la thérapeutique de l'aliénation mentale.

Là se borne la tâche que nous nous étions imposée. Parler du traitement des hallucinations nous entraînerait beaucoup trop loin; d'ailleurs il est évident qu'il rentre dans celui des diverses aliénations mentales dont elles ne sont que des symptômes.

Les hallucinations, philosophiquement considérées et envisagées dans leur ensemble, formeraient certainement un des chapitres les plus curieux et les plus instructifs de l'histoire de l'esprit humain; mais nous n'avons dû nous en occuper ici que sous le point de vue médical, et dans leur rapport avec la folie.

Nous avons passé en revue toutes les illusions, toutes les aberrations des sens et de l'esprit; nous avons cherché à apprécier à leur juste valeur les phénomènes les plus extraordinaires de l'organisme vivant, phénomènes qui ont tant préoccupé les imaginations de nos devanciers, et qui pour nous n'ont plus rien de merveilleux.

En effet, il résulte de l'analyse à laquelle nous nous sommes livré, que les faits rapportés par les auteurs qui se sont occupés des convulsionnaires, des extatiques, des possédés et des prétendus sorciers, ne dépendent point d'une cause surnaturelle; ils ne sont, aux yeux du médecin physiologiste, que le résultat d'hallucinations diverses, et tout se réduit à une lésion plus ou moins grave du système nerveux.

Ainsi ces expressions, *bizarreries*, *jeux*, *erreurs de la nature*, doivent être à jamais bannies du langage de la science; tous les phénomènes qui se déroulent devant nos yeux, tant dans l'ordre physique que dans l'ordre moral, dérivent des lois immuables auxquelles la suprême intelligence a soumis tous les êtres qu'elle a créés.

Messieurs les élèves,

L'esquisse imparfaite que nous venons de tracer des diverses hallucinations qui peuvent compliquer la folie, doit suffire pour vous donner une idée des difficultés que présente la partie de la médecine dont nous aurons à nous occuper. Cette considération, bien loin de ralentir votre ardeur, ne fera que provoquer en vous de plus grands efforts, dans la louable intention d'approfondir successivement toutes les branches de l'art de guérir. Nous en avons pour garant les obstacles que déjà vous avez surmontés, et les succès qui ont couronné vos premiers travaux.

Les leçons sur les maladies syphilitiques, seront faites par M. le docteur Répiquet; vous savez tous que vous ne pouviez avoir pour guide un praticien plus expérimenté. Chargé du cours de clinique sur les maladies mentales, vous pouvez compter sur notre zèle.

Il nous reste, Messieurs, à rendre des actions de graces à la sollicitude éclairée de l'administration de cet hospice, qui a bien voulu mettre à votre disposition de nouvelles sources d'instruction, en instituant les cours dont nous faisons aujourd'hui l'ouverture.

FIN.

www.ingramcontent.com/pod-product-compliance
Ingram Content Group UK Ltd.
Pitfield, Milton Keynes, MK11 3LW, UK
UKHW021217230726
13926UKWH00003B/1074